Te $\frac{34}{388}$

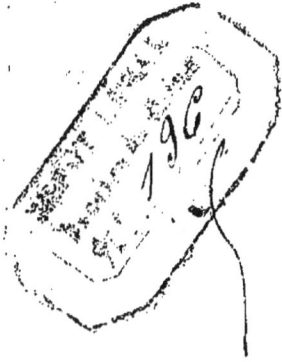

PRÉSERVATIFS

DU

CHOLÉRA

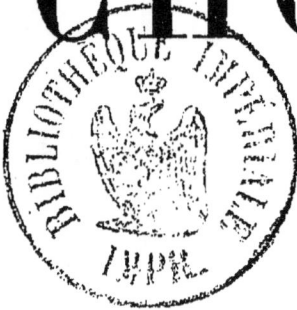

MARSEILLE

ESPARRON, LIBRAIRE-ÉDITEUR

RUE JEUNE-ANACHARSIS, 5.

1865

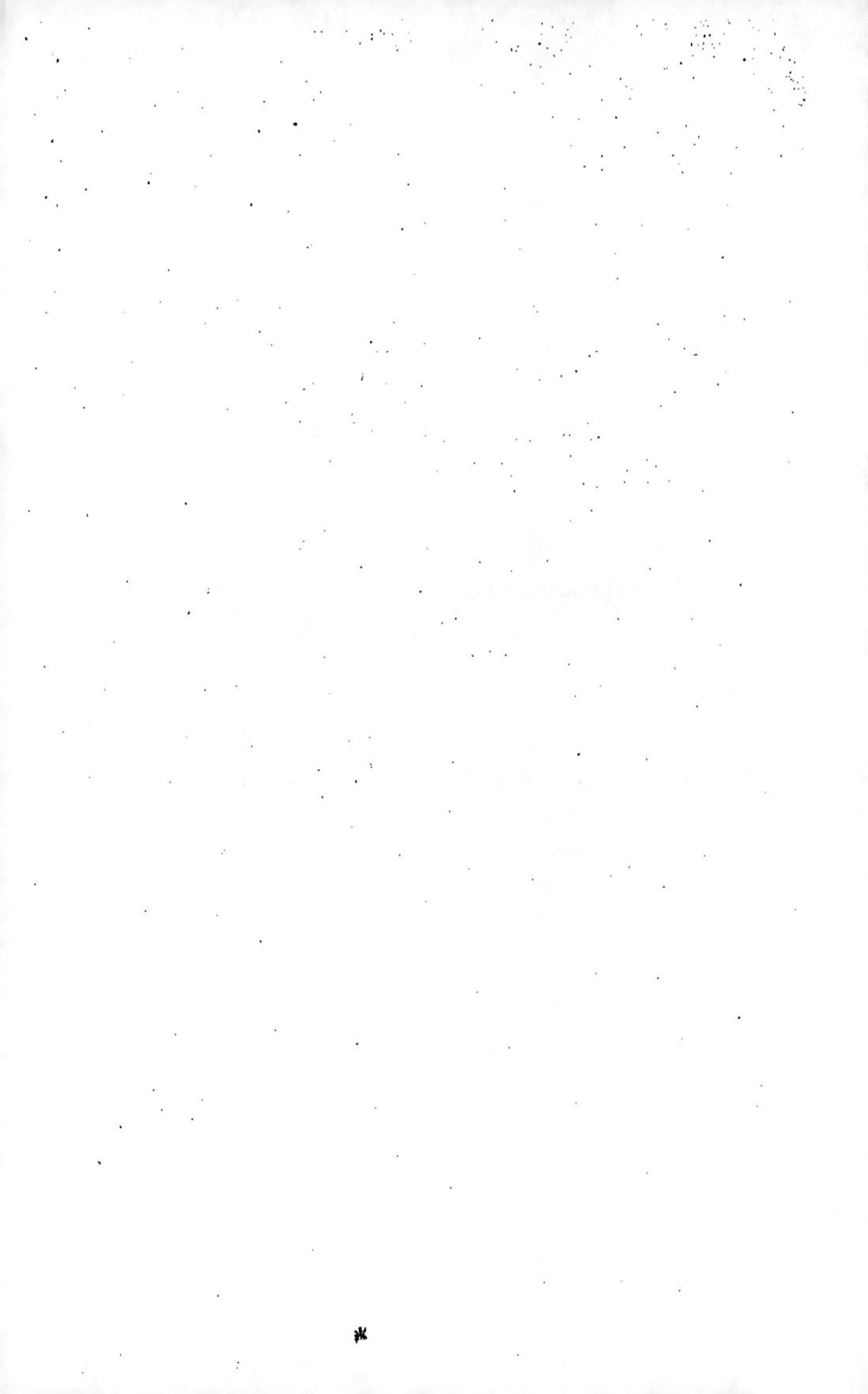

Aux Lecteurs

—

Ce petit opuscule est écrit pour les gens du monde. Les savants n'y trouveront ni considérations théoriques profondes, ni dissertations doctrinaires.

Dire, d'après les travaux des médecins qui nous ont précédé, d'après nos études sur ce sujet, d'après notre pratique et nos observations dans les hôpitaux civils et militaires, quels sont les meilleurs moyens de prévenir le choléra; exposer ces divers moyens dans un style simple et débarrassé de termes scientifiques, à la portée du peuple ; — tel est notre but.

Puisse notre faible travail arracher une seule victime au fléau destructeur et cette récompense nous sera plus précieuse que tous les éloges académiques.

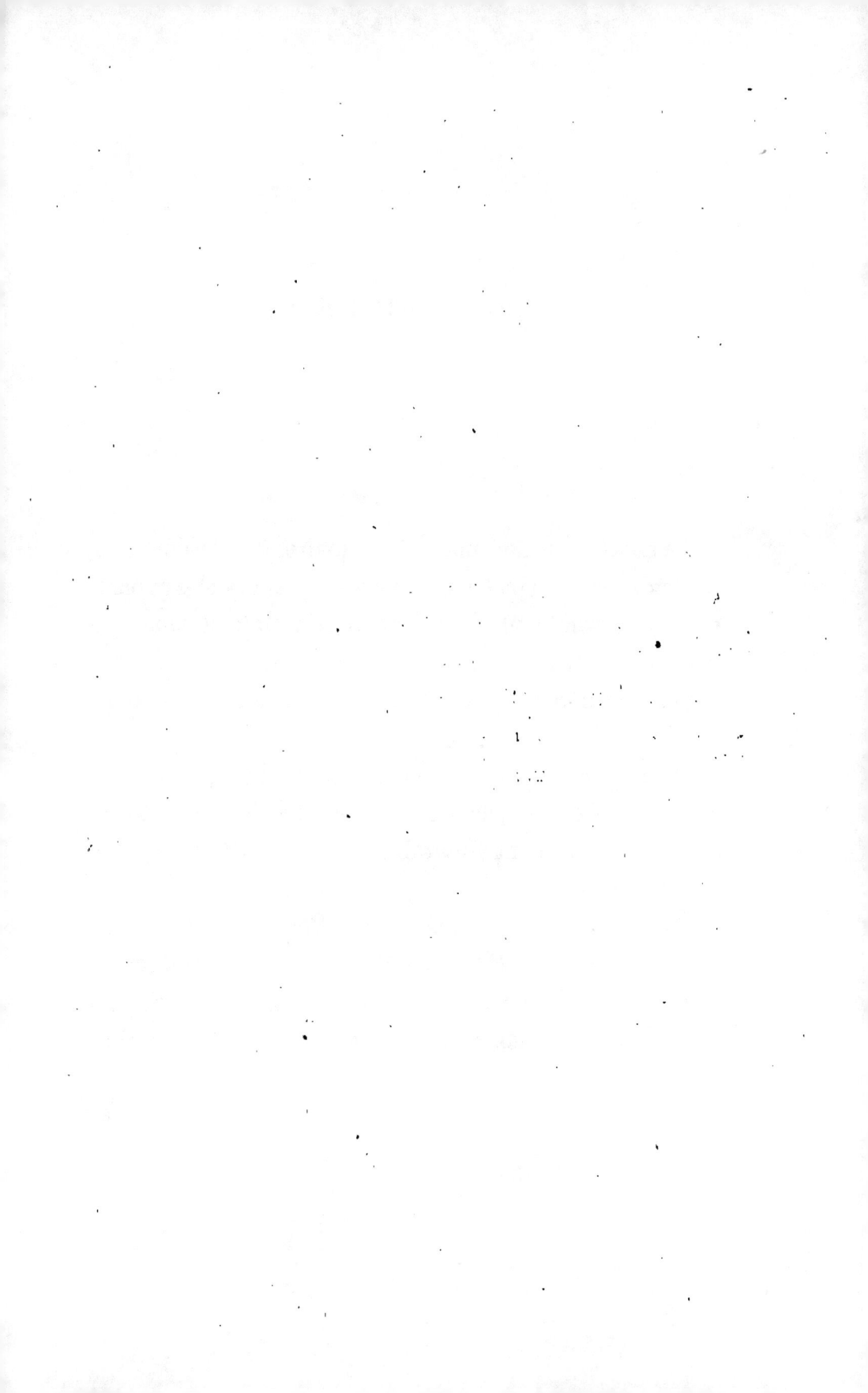

Du Choléra

Le choléra est une maladie ordinairement épidémique, caractérisée principalement par des selles liquides et blanchâtres ressemblant à de l'eau de riz ou d'amidon, par des vomissements fréquents, des crampes, du refroidissement et une suppression plus ou moins complète des urines.

Connu en Europe, seulement depuis 1831, le choléra a attiré l'attention particulière des médecins, qui, tous, avec un dévouement admirable, ont cherché à enrayer ce redoutable fléau.

Citer MM. Gérardin, Gaimard, Bouillaud, Gendrin, Magendie, Rayer, Piorry, Dalmas, Moreau, Dubreuil, Rech, Melchior-Robert, etc., ce n'est donner que quelques noms de cette phalange de savants dévoués à l'humanité.

PRÉSERVATIFS

DU

CHOLÉRA

Les Préservatifs du Choléra sont de deux
·dres :

Le premier, comprend les précautions géné-
·ales ; le second, les précautions particulières et
individuelles.

PRÉCAUTIONS GÉNÉRALES

Nous ne nous occuperons point des précautions géné-
rales.

Elles sont prises avec trop de zèle, organisées avec
trop d'intelligence et dirigées avec trop de dévouement
par les municipalités, pour que nous nous permettions ici
de donner un seul conseil, que rend inutile la vigilance
de l'autorité.

PRÉCAUTIONS INDIVIDUELLES

De la santé d'un seul individu, a dit Walleix, dépend la santé générale.

Les précautions que chaque individu est susceptible de prendre ne sont donc pas seulement nécessaires pour lui, elles sont encore utiles à ses proches, à ses amis, à la population toute entière. On ne saurait donc taxer de pusillanimité celui qui cherche à éviter le choléra, il est utile à lui-même et à ses concitoyens.

Les préservatifs individuels du choléra sont les suivants.

Nous les avons réunis en groupes, tels que l'on puisse embrasser d'un seul coup-d'œil ce qui a trait à la nourriture, aux boissons, etc., enfin à chaque acte de la vie.

ALIMENTS.

Une première régle à établir pour la question d'alimentation, c'est celle-ci :

Apporter le moins de modifications possibles à son régime habituel.

Vous affectionnez les mets épicés, continuez à vous en nourrir. — Vous préfériez une alimentation plus fade, n'en changez pas. — La viande faisait la base de votre nourriture, continuez. — Vous vous nourrissiez plutôt de légumes, faites de même aujourd'hui.

La cause la plus fréquente des maladies intestinales réside dans les changements brusques de régime. Donc, ne changez rien à votre genre de vie à ce sujet.

Il est cependant certains aliments dont nous recommandons de s'abstenir.

Ce sont :

La Charcuterie, les Poissons fumés, les Moules, les Melons, les Concombres et tous les fruits de mauvaise qualité.

BOISSONS

Nous dirons des boissons ce que nous avons dit des aliments. Vin pur, Vin coupé d'eau, eau simple ou additionnée de glace, toutes ces boissons sont bonnes si on en a l'habitude.

Cependant, il faudra éviter de prendre des boissons froides quand le corps sera en sueur et s'abstenir de glace pendant le travail de la digestion.

Les eaux du Canal de Marseille, devront être filtrées avant de servir aux usages domestiques.

Nous recommandons de ne pas abuser des boissons alcooliques. L'*Elixir Raspail** pris à petite dose (un ou deux

* LIQUEUR ANTI-CHOLÉRIQUE DE RASPAIL
Pharmacie au Système Raspail, rue Sainte, 22, Marseille.

petits verres par jour) constitue un excitant excellent, dont les effets prophylactiques ont été constatés dans toutes les épidémies.

HABILLEMENT

On laissera de côté les vêtements de fil et de coton. Les hommes s'habilleront de drap, les femmes de tissus de laine.

Toute personne qui pourra supporter l'usage du gilet de flanelle s'en trouvera très-bien.

HABITATION

La plus grande propreté doit régner dans les appartements en temps d'épidémie.

Les personnes dont les habitations sont humides et mal aérées devront immédiatement chercher d'autres logements. L'air des chambres sera renouvelé plusieurs fois par jour, on évitera de garder trop longtemps dans les maisons les eaux grasses et ménagères. Les vases destinés à les contenir seront lavés à la potasse et désinfectés avec du chlore ou du sulfate de fer.

COUCHER

Ne point se mettre au lit sans une couverture de laine. Le drap seul ne suffit pas. Que la couverture soit aussi légère qu'on voudra, mais il en faut une.

Changer de linge de corps en se couchant et en se levant.

EXERCICE

On évitera avec soin les exercices violents. Une promenade d'une heure ou deux par jour est une distraction très favorable, surtout si elle est faite au bord de la mer et après le repas du soir.

TEMPÉRATURE

On évitera tout froid subit, tout passage brusque d'une température à une autre. Les personnes qui fréquentent le Théâtre devront se munir d'un *par-dessus* qu'ils mettront à la sortie.

On ne prendra de bains que ceux nécessaires aux soins de propreté, leur température devra être tiède. On ne restera dans la baignoire qu'un quart-d'heure ou une demi-heure.

RAPPORTS SEXUELS

Eviter l'intempérance et les excès de tous genres.

SITUATION MORALE

Nous ne saurions trop rappeler aux populations que la peur est la plus terrible des maladies. La situation n'est pas aussi facheuse que certains esprits timorés veulent le dire.

Ne bravons point le fléau, mais attendons-le simplement de pied ferme au lieu d'aller au devant de lui par notre pusillanimité.

Nous, qui écrivons cet opuscule, nous n'avons pas peur, — parceque nous sommes médecin, d'abord — ensuite parceque le Choléra n'est pas contagieux.

Oui, nous n'hésitons pas à le déclarer

« LE CHOLÉRA N'EST PAS CONTAGIEUX »

Nous avons à l'appui de notre opinion les témoignages des princes de la science : Annesly, Magendie, Broussais, Bouillaud, Blache, etc., et le dévouement sublime du docteur Foy, qui n'a pas hésité, pour résoudre la question de *non-contagion* à goûter des matières vomies par les cholériques et à s'inoculer leur sang.

Prudence et courage, ce sont là les deux mots qui doivent résumer la prophylaxie individuelle du choléra.

Avant de terminer notre travail, nous croyons devoir recommander d'une façon toute particulière d'éviter tout ce qui peut donner la diarrhée.

D'après une statistique faite par M. J. Guérin, neuf ois sur dix le choléra est précédé d'une diarrhée simple. D'après un autre travail fait en Angleterre en 1853 sur le *Board of Health*, il résulte que sur cent trente mille diarrhées qui ont été traitées, quelques centaines à peine ont tourné au choléra.

Evitez donc tout ce qui peut occasionner la diarrhée, arrêtez-là immédiatement si elle se montre, vous serez à l'abri du choléra.

CONCLUSION.

———

Notre petit opuscule n'a nullement l'intention de remplacer le médecin.

Nous avons voulu montrer au peuple comment il peut se mettre à l'abri du fléau, comment il doit se conduire pour éloigner de lui cette terrible maladie ; mais si ces précautions devenaient inutiles, s'il sentait les premières atteintes du mal, qu'il n'hésite pas.

Quand le choléra est bien déclaré, toutes les brochures, tous les guides écrits sont insuffissants à l'homme du monde. Appelez le médecin, c'est à ce prêtre de l'art salutaire qu'appartient la noble mission de secourir son semblable et de prescrire les remèdes si divers selon la constitution, l'époque de la maladie, la gravité du mal et les symptômes divers qu'il peut présenter.

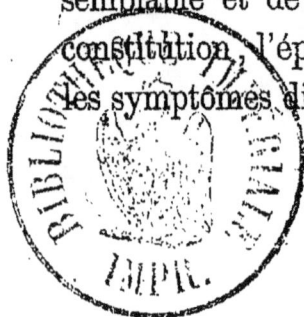

B. RÉMOND.

MARSEILLE. — IMPRIMERIE SAMAT, QUAI DU CANAL, 9.

www.ingramcontent.com/pod-product-compliance
Lightning Source LLC
Chambersburg PA
CBHW050413210326
41520CB00020B/6573